AF363944

RÉVEIL

ÉLECTRO - LÉTHARGIQUE

Appareils Victor DELAY

INGÉNIEUR CIVIL

BREVETÉ EN FRANCE ET A L'ÉTRANGER

1868

LYON LITH. JALLOT Q. JOINVILLE

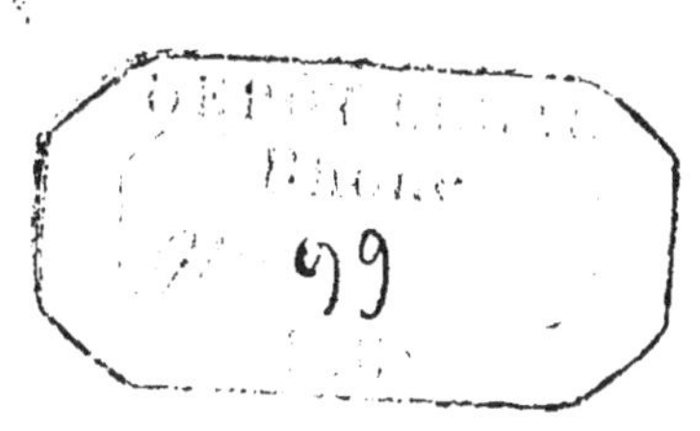

RÉVEIL

ÉLECTRO-LÉTHARGIQUE

Appareils Victor DELAY

INGÉNIEUR CIVIL

BREVETÉ EN FRANCE ET A L'ÉTRANGER

Depuis un demi-siècle, nous avons eu le grandiose spectacle d'un grand nombre d'inventions qui, la plupart, font aujourd'hui l'orgueil et la richesse de la haute industrie française.

En enveloppant d'un coup d'œil rapide ces prodiges d'imagination, on est douloureusement impressionné en songeant que, jusqu'à ce jour, dans notre siècle de vapeur et d'électricité, aucun inventeur ne s'était préoccupé des moyens propres à indiquer le réveil des êtres qu'une inhumation prématurée aurait fait enterrer en état de Léthargie.

Les encouragements en médecine n'ont cependant pas manqués, et, pour arriver à ce but éminemment philanthropique, plusieurs primes ont été offertes ; malheureusement le peu de procédés soumis ont été considérés comme insuffisants.

La médecine étant impuissante, les moyens physiques doivent apporter le remède, car il est triste et honteux pour l'humanité de songer que des hommes peuvent livrer sans secours leurs semblables à toutes les horreurs de l'inhumation prématurée.

Les journaux, dans des termes navrants d'épouvante, ne nous apprennent-ils pas chaque jour que telle localité a eu son léthargique, que dans telle autre on a trouvé un cadavre dans une position crispée, les membres à demi-rongés, etc.....

Mais, je m'arrête, car, sur ce point, l'énumération en serait trop longue.

Il y avait donc urgence de remédier à un état de choses aussi déplorable, afin de préserver de cette mort affreuse quantité de malheureux?

Qui peut savoir le chiffre des personnes enterrées en Léthargie?

La terre seule pourrait nous révéler ce triste mystère.

La Léthargie existe, tout le monde le sait, la médecine l'a maintes fois constatée ; voici d'ailleurs le résultat de ses observations :

« Dans un assez grand nombre de maladies, on
« observe un assoupissement plus ou moins prononcé
« qui a reçu le nom d'ÉTAT SOPOREUX et qui peut
offrir tous les *degrés possibles*.

« La simple somnolence, appelée aussi *Sopor*,
« est le premier de ces degrés, c'est un état inter-
« médiaire entre le sommeil et la veille — mais qui
« est pénible et insurmontable.

« Le *Coma*, que l'on désigne aussi sous le nom de
« *Cataphora*, est un assoupissement plus profond,
« un sommeil lourd et pesant, dans lequel tombe le
« malade dès qu'il cesse d'être excité ; c'est ordi-
« nairement le symptôme d'une congestion san-
« guine, ou d'un épanchement dans l'intérieur du
« crâne.

« On en distingue deux variétés.

« Dans l'une, appelée *Coma Vigil*, le sommeil
« est accompagné de rêvasseries, de demi-délire.
« Le malade a les yeux fermés, mais il les ouvre
« quand on l'appelle et les referme aussitôt ; il parle
« seul et change fréquemment de position.

« Dans l'autre forme, dite *Coma Somnolentum*,
« le malade est profondément assoupi, mais il reste
« immobile et l'on ne remarque point de signes
« d'agitation. On peut le réveiller, mais il tombe
« aussitôt dans son état *comateux* ; après avoir à
« peine ouvert les yeux et dit quelques mots.

« Le troisième degré de l'*État Soporeux* est la
« *Léthargie*.

« Ici le sommeil est plus profond encore et conti-

« nuel ; on a la plus grande peine à en tirer le
« malade, et quand on l'a réveillé ses idées sont
« sans suite, ses réponses incohérentes, et il retombe
« dans son état habituel.

« L'*État Soporeux*, porté au plus haut degré,
« prend le nom de *Carus*.

« *Il est caractérisé par une insensibilité complète*
« *à l'action des stimulants les plus énergiques.*

« *On observe dans le* CARUS *l'absence des battements*
« *du cœur et une rigidité cadavérique.* »

D'après cette définition il n'y a pas à s'y tromper,
le mot vulgaire de Léthargie ou mort apparente
prend en médecine le nom de *Carus*.

Malgré cela, pour l'intelligence du lecteur et pour
la clarté de mon travail, je ne me servirai que du
mot *Léthargie*.

La Mort se constate par trois signes :

1° L'absence des battements du cœur ;

2° La rigidité cadavérique ;

3° La putréfaction.

Les deux premiers cas s'observent dans la Léthargie.

Reste la putréfaction.

Est-il admissible, un seul instant, que dans le délai
légal de vingt-quatre heures tous les corps, sans
exception, tombent en putréfaction ?

Non, car dans certains cas, nous avons des cadavres qui se décomposent promptement ; chez ceux-là la mort n'est pas douteuse.

Mais il en est d'autres qui se conservent très-bien et qui n'ont de la mort que l'apparence.

Pour cela, faut-il donc conclure que la mort est réelle ?

Rien ne le prouve, car, pour la Léthargie la médecine a depuis longtemps déclaré son incompétence, et la brûlure, dont les effets ont pu un moment faire naître quelque espoir, est un moyen complètement insuffisant, car les mêmes symptômes se produisent aussi bien sur les chairs mortes que sur les chairs vivantes.

Consultez pour cela le précieux travail de M. Lévy, l'un de nos plus savants praticiens, et vous verrez que comme les autres ce procédé est sans efficacité.

Du moment qu'il y a discussion et division d'opinions parmi les membres de la science médicale sur la réussite d'un procédé, ce procédé n'est donc pas sans réplique.

Comme toute idée nouvelle a ses détracteurs, les miens ne pouvant attaquer le principe de mon appareil, leur seule ressource sera de faire prévaloir la rareté du cas de Léthargie, mais l'opposition systématique de ces gens-là tombe d'elle-même devant les faits.

En effet, comment justifier la rareté des cas de Léthargie, puisqu'il n'existe en médecine aucun moyen de la constater.

Il est donc reconnu aujourd'hui que les moyens employés sont matériellement insuffisants et ne présentent aucune chance de succès, alors pourquoi venir dire que les cas sont très-rares?

Je veux bien croire à la valeur de cet argument, je le souhaite même, mais quoi qu'il en soit, ce n'est pas une raison suffisante pour abandonner à la terre, sur une quantité quelconque, un malheureux ayant encore quelques facultés vitales.

Dans cette circonstance, que mes opposants et les incrédules s'adressent aux fossoyeurs de tous nos cimetières, leurs récits prouveront suffisamment que, non-seulement on enterre des Léthargiques mais encore en certaine quantité.

La découverte de ces squelettes crispés corrobore complètement ce que j'avance ici.

Il serait donc oiseux d'entrer à ce sujet dans de plus grands détails, mais avant je répéterai ce que j'ai déjà dit plus haut, c'est que ces déplorables accidents ne proviennent tous, sans exception, que de l'insuffisance matérielle de moyens propres à reconnaître, à distinguer la mort apparente de la mort réelle.

Dans une question aussi sérieuse que celle qui nous occupe, il faut, afin de ne pas tomber dans l'erreur, se placer à tous les points de vue. Je vais donc admettre la rareté en laissant l'éloquence aux chiffres.

La rareté du cas est très-vraie pour Messieurs les docteurs (pris individuellement), car ils vous diront que dans toute leur carrière médicale ils n'ont trouvé qu'un ou deux Léthargiques ; on peut fort bien, et sans crainte d'être taxé d'exagération, en admettre autant restés inaperçus.

En apparence, ce chiffre considéré individuellement semble de peu d'importance, mais mis en masse, il constitue un effrayant total.

Faisons la déduction des chiffres.

Un médecin exerçant pendant 30 ans, en admettant qu'il lui meure deux clients par jour, aura vu mourir pendant ce laps de temps 21,900 personnes. — Je fais la part belle en indiquant deux décès par jour, mais il y a beaucoup de médecins qui n'en constatent qu'un, et même tous les deux jours.

D'où l'on peut conclure que le nombre de décès diminuant et le nombre de Léthargiques pour les 30 ans restant le même, la proportion est bien plus grande.

Or donc, si sur 21,900 personnes un médecin peut constater deux cas de Carus, nous trouvons, la moyenne de la vie humaine étant de 38 ans, qu'il y a en moyenne tous les ans, en France, sur les 36,000,000 d'habitants, 947,368 décès.

Donc, si sur 21,900 on peut trouver deux cas de Léthargie, sur 947,368 décès annuels on en trouvera 43, ou un tous les 8 ou 9 jours.

Ainsi donc, si les souffrances durent un ou plusieurs jours, *nous avons, au moment où j'écris et au moment où vous lisez, une victime de l'erreur qui gémit dans quelque coin de la France!!!*

Voilà la déduction de ce rien, de cette bagatelle, d'un malheureux couché par-ci, par-là, encore vivant dans la tombe et appelé, faute de secours, à endurer les plus cruelles tortures.

Ce que la maladie n'a pu faire, la douleur et l'isolement le feront.

Désormais la mort qui l'attend est une mort de folie et de vertige !

La Léthargie n'est pas héréditaire et personne ne peut prévoir son arrivée, c'est au lecteur de penser aux terribles conséquences d'une pareille mort, et au rôle libérateur que pourra remplir un jour près de lui le Réveil Électro-Léthargique.

Il est bien certain que d'après les chiffres cités

ci-dessus mon système sera superflu dans bon nombre d'inhumations, car tout le monde n'est pas atteint de Léthargie ; mais il demeure évident que, ne pouvant être reconnu, à première vue, toutes les familles, pour leur tranquillité personnelle et enfin par mesure de précaution, devront en faire l'emploi.

C'est un dernier devoir à rendre à ceux qui nous quittent ; y faillir serait s'exposer à de cruels remords, qui ne cesseraient qu'avec la vie.

APPLICATION

Le Réveil Électro-Léthargique a pour agent principal l'Électricité.

Tous les mouvements sont simples, sûrs, faciles, et au moindre signe de vie l'appareil placé à l'intérieur met en mouvement celui de l'extérieur.

Mettre l'intérieur des tombes en communication avec l'extérieur semble chose facile, mais en étudiant la question, on s'aperçoit bien vite de plusieurs conditions antipathiques.

Il fallait donner de l'air à celui qui se réveille, et pourtant dans le cas de mort véritable, l'air empesté aurait compromis la santé des vivants.

Prenons pour exemple les chambres mortuaires d'Allemagne, ce système n'est pas applicable chez nous, car son défaut pestilentiel sans remède serait trop compromettant pour la santé publique.

C'est ce qu'il fallait écarter, car il n'est ni logique ni philanthropique d'exposer ainsi toute une localité pour sauver par-ci par-là un Léthargique.

De ces émanations empoisonnées à l'épidémie cholérique il n'y a qu'un pas.

Examinons donc ce qu'il y avait à faire pour, tout en sauvant le Léthargique, rester dans les limites de la salubrité publique.

En premier lieu, il fallait qu'un mouvement simple et facile établisse la communication de l'intérieur à l'extérieur, sans pour cela demander de la force à celui qui se réveille et sans toutefois qu'elle soit établie par un corps se massant par la putréfaction.

En second lieu, l'être en Léthargie reprend à son réveil toutes ses fonctions vitales; or donc, il faut de l'air.

Là a été, jusqu'à ce jour, la pierre d'achoppement, on le comprendra sans peine.

On ne peut, comme je l'ai déjà dit plus haut, tenir constamment ouvert un conducteur d'air, communiquant de la tombe à l'extérieur, sans compromettre dangereusement la santé des vivants.

Cependant, tout bien considéré, ce conducteur est non-seulement nécessaire mais encore indispensable, car sans lui aucun système n'est praticable, car privé d'air le Léthargique mourra asphixié au bout d'un certain temps.

En dernier lieu, il fallait, dans une question comme celle-ci, question toute d'humanité, arriver, tout en étant sûr des appareils, à un bon marché, tel que tous les membres de la grande famille humaine puissent se le procurer.

C'est donc une question entièrement philantropique, et c'est ainsi que je la présente, réclamant pour cet unique motif la bienveillante attention du lecteur.

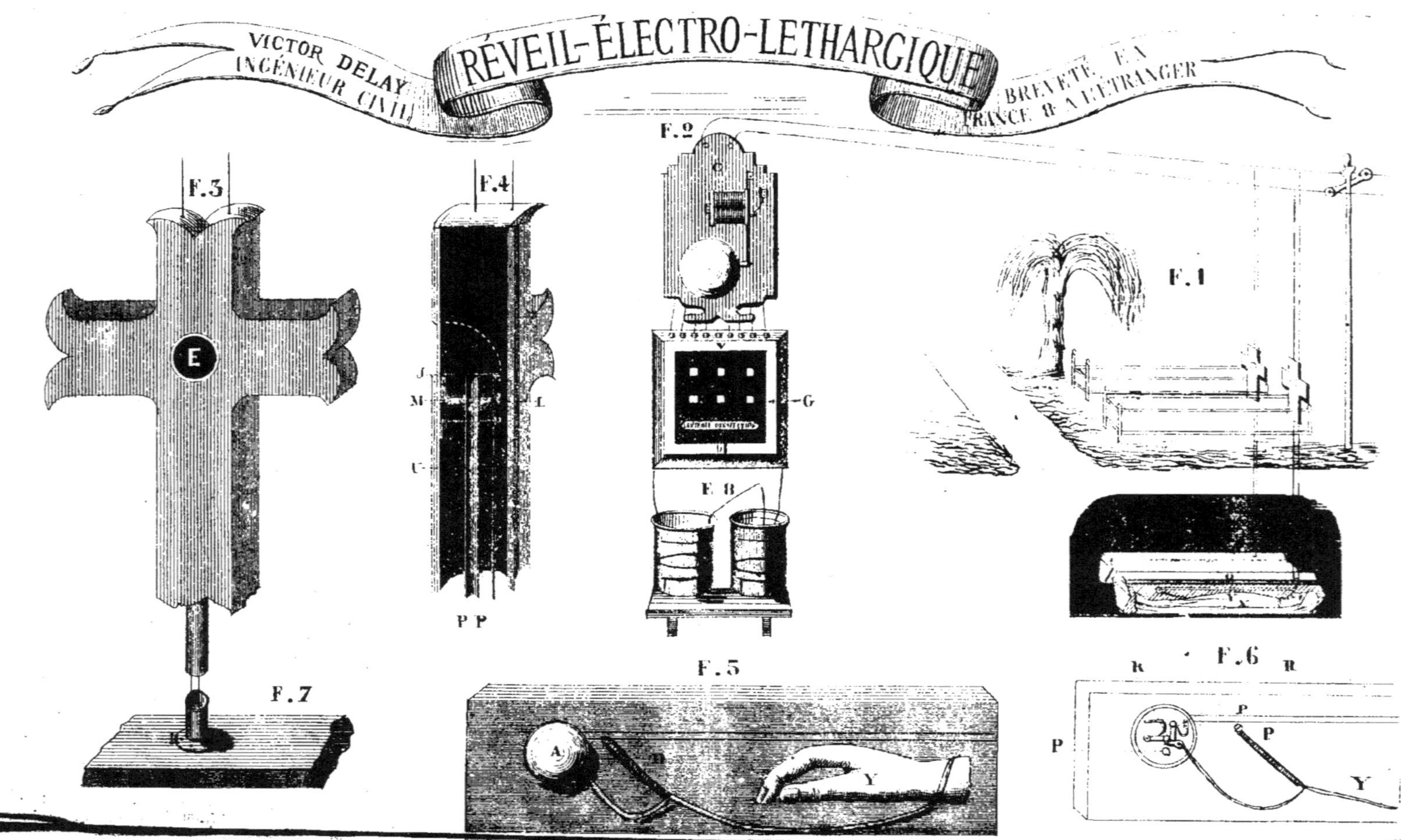
VICTOR DELAY
INGÉNIEUR CIVIL
RÉVEIL-ÉLECTRO-LÉTHARGIQUE
BREVETÉ EN FRANCE & A L'ÉTRANGER
F.1
F.2
F.3
F.4
F.5
F.6
F.7
F.8
E
G
J
M
L
U
P P
A
Y
P
R

DESCRIPTION DES APPAREILS

Que l'on se représente fig. 1, une ou plusieurs
tombes, quatre pieds sous terre le cercueil O, la
personne couchée X, à son poignet Y', est attaché,
comme à la fig. 5, un cordon Y; ce cordon, suspendu
en deuxième repos à un ressort à boudin D, n'est pas
tendu, afin de permettre certains coulis du cadavre.

L'autre extrémité de ce cordon est attaché au crochet R' fig. 6, retenant le contact R en communication avec le fil P', le tout fermé dans une petite boîte A.

Tant que le crochet R' n'est pas tiré, le circuit
électrique n'est pas fermé, mais dès que le cordon Y
le tire, par l'effet d'un ressort, le contact R touche
l'autre contact P.

Le courant passant indique extérieurement la vie
comme nous allons l'expliquer.

On voit que par un mouvement naturel à tout
être qui se trouve dans un lieu inconnu privé de
la lumière (porter la main à la tête, tâtonner autour
de soi) le Léthargique peut sans effort et avant de
s'être reconnu lui-même être secouru.

Au moment où le circuit électrique est fermé par le mouvement du Léthargique indiqué plus haut, l'électricité détend un petit ressort qui ouvre un courant d'air, destiné à secourir celui qui revient à la vie. Ce couvercle vient se placer devant la lunette E d'une petite croix portative, fig. 3, comme les numéros indicateurs d'une sonnerie d'appartement.

La fig. 4 montre cette même croix en coupe : U est le tube d'air, J est le couvercle qui prend la position pointée par le déclic qui lui est donné par l'armature L de l'électro-aimant M.

PP' est le fil de cuivre passant dans l'intérieur du tube de la croix pour aller rejoindre la grande ligne.

Au même instant une forte sonnerie électrique C s'exécute dans la chambre du fossoyeur F. 2, et le tableau contrôleur G indique la direction. L'Indication de ce tableau ne peut être renvoyée qu'en ouvrant une petite serrure V dont un contrôleur spécial aura la clef. Par ce moyen, toute garantie de bonne exécution est donnée aux familles et à l'administration.

La fig. 7 représente l'emboîtement du tube d'air; la partie U est la seule qui reste dans la terre ainsi que le contact, fig. 6.

Tout l'appareil consiste dans une croix portative

que l'on peut laisser 8 ou 15 jours sur la tombe ; si au bout de ce temps rien n'a bougé, il est évident que la personne est bien morte, alors l'appareil s'enlève pour faire place au monument de famille.

La figure 8 est une pile constante à liquides superposés.

Il résulte donc de ceci :

1º Qu'au moindre mouvement le Léthargique peut, sans effort, se faire entendre, même à plusieurs centaines de mètres, car la force nécessaire à tous les mouvements est empruntée à l'Électricité ;

2º *Toute question de putréfaction est donc écartée, car la personne enterrée n'est en communication avec l'air extérieur qu'au moment où les fonctions vitales reviennent, et toute personne enterrée réellement morte, n'ayant pu par conséquent établir la communication, se trouve et reste dans les mêmes conditions de salubrité établie dans nos cimetières.*

En troisième lieu, la question de bon marché est résolue, puisqu'il n'y a que location d'appareil et une question de quelques mètres de fils de cuivre.

Je crois donc avoir fait mon possible et être même au but, sur cette question, et je serais heureux, chers lecteurs, de trouver en vous des adhérents.

Victor DELAY.

Lyon, Imprimerie Jevain & Bourgeon, rue Mercière, 92.